THÈSE

POUR

LE DOCTORAT EN MÉDECINE

FACULTÉ DE MÉDECINE DE PARIS

Année 1898 — N° —

THÈSE

POUR

LE DOCTORAT EN MÉDECINE

Présentée et soutenue le mercredi 28 décembre 1898 à 1 heure

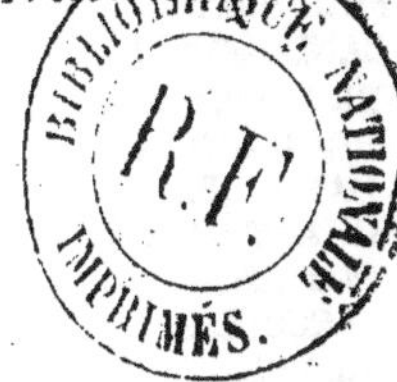

Par Léon TINTRELIN

Né à Troyes le 11 octobre 1871.

Ancien externe des hôpitaux.

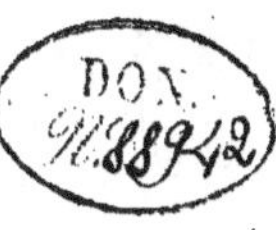

ESSAI D'ANATOMIE COMPARÉE

SUR LES

LIGAMENTS UTÉRINS

Président : M. TILLAUX, *professeur.*

Juges : MM. { PINARD, *professeur.*
VARNIER et WALTHER, *agrégés.*

Le Candidat répondra aux questions qui lui seront faites sur les différentes parties de l'enseignement médical.

PARIS

JOUVE ET BOYER

IMPRIMEURS DE LA FACULTÉ DE MÉDECINE

15, RUE RACINE, 15

1898

FACULTÉ DE MÉDECINE DE PARIS

Par délibération en date du 9 décembre 1798, l'École a arrêté que les opinions émises dans les dissertations qui lui seront présentées doivent être considérées comme propres à leurs auteurs, et qu'elle n'entend leur donner aucune approbation ni improbation.

A MON PÈRE

A MA MÈRE

A MONSIEUR LE DOCTEUR LÉON MOLE

A NOTRE PRÉSIDENT DE THÈSE

M. LE PROFESSEUR TILLAUX

Chirurgien des hôpitaux
Membre de l'Académie de médecine
Commandeur de la Légion d'honneur

A la fin de nos études médiacles, nous sommes heureux de pouvoir publiquement adresser l'hommage de notre reconnaissance à nos Maîtres dans les hôpitaux.

M. le professeur Tillaux a bien voulu nous faire l'honneur d'accepter la présidence de notre thèse ; qu'il reçoive ici nos plus vifs remerciements.

Dès nos premiers pas dans l'art médical, il nous apprit, dans des leçons inoubliables, à aimer la chirurgie, il nous enseigna ces deux vertus qu'il possède à un si haut degré, la bonté envers le malade, la douceur auprès du patient.

Dans son service de l'Hôtel-Dieu, nous rencontrâmes deux maîtres aimés, dont l'amitié et les conseils éclairés ne firent jamais défaut un seul instant : MM. les Drs Walther et Arrou, chirurgiens des hôpitaux ; notre regret est de n'avoir pas été plus longtemps l'élève de M. le Dr Walther.

Pendant ses quatre années de prosectorat à Clamart, M. le Dr Arrou ne nous ménagea ni son temps, ni ses encouragements ; si nous possédons quelques notions d'anatomie, nous les lui devons en entier ; nous ne saurions oublier ces bons moments.

Dix mois passés à Laënnec, dans le service du Dr Gérard-Marchant, nous firent apprécier l'enseignement si précis et si clair de ce maître dévoué.

M. le professeur Panas et son chef de clinique M. le Dr Rochon-Duvigneaux, nous ont initié aux éléments de l'ophtalmologie ; nous ne saurions trop les remercier de ces précieuses notions.

A Lariboisière, à Saint-Antoine, M. le Dr Tapret nous a enseigné avec sa haute et clairvoyante compétence l'art difficile de la clinique médicale, qu'il reçoive l'expression de notre reconnaissance.

M. le Dr Doléris, accoucheur des hôpitaux, nous a, durant une année, appris l'obstétrique et la gynécologie qu'il professe avec tant d'art et de simplicité. Cher Maître, vous fûtes un peu l'instigateur de ce sujet de thèse ; acceptez toute notre gratitude.

ESSAI D'ANATOMIE COMPARÉE

SUR LES

LIGAMENTS UTÉRINS

AVANT-PROPOS

L'étude de ce sujet a été entreprise, tant à Clamart qu'à l'école d'Alfort où M. Barrier, professeur d'anatomie, a bien voulu mettre son laboratoire à notre disposition.

Nous avons fait revenir de Marseille les guenons qui ont été disséquées.

Onze figures sont inédites; elles ont été dessinées d'après photographies par notre ami M. Lecuriot.

CHAPITRE I

Les ligaments utérins chez les animaux.

Nous avons étudié les ligaments chez les animaux vivant autour de nous, la chienne, la jument, la chatte, la lapine ; pour terminer par la dissection de la guenon, qui devait nous fournir le point de transition entre l'espèce animale et l'espèce humaine.

De toutes ces dissections, nous ne retiendrons que celle de la chienne, de la jument, de la guenon ; les autres ayant porté sur la chatte et la lapine, sont en tout point semblables à ce que l'on peut décrire chez la chienne.

Tout le long de cette étude, nous emploierons les termes de la *face ventrale*, *face dorsale ;* la première correspondant au terme de *face antérieure*, la seconde à celui de *face postérieure*. Cela nous semble faciliter la compréhension des rapports que l'on pourrait se mal figurer chez le quadrupède.

Ligaments utérins de la chienne.

Le bassin de la chienne ne semble pas comme chez la femme destiné à loger les organes génitaux.

Chez la première, ils sont *extra-pelviens*, hormis le vagin, chez la seconde, ils sont enfouis entre les os iliaques.

Quand on sectionne la paroi abdominale de l'animal, on est frappé de voir l'utérus et ses annexes monter très haut dans l'abdomen, et flotter en avant des anses de l'intestin grêle ; le petit bassin, semble n'être qu'un canal destiné à guider vers le dehors le produit de l'accouplement.

En allant de la face ventrale à la face dorsale, on trouve comme chez la femme les organes dans le même rapport : la vessie est contre la paroi abdominale (elle flotte au-dessus de la symphyse pubienne), derrière elle se trouve le corps de la matrice et surtout le vagin, et postérieurement à ceux-ci le rectum.

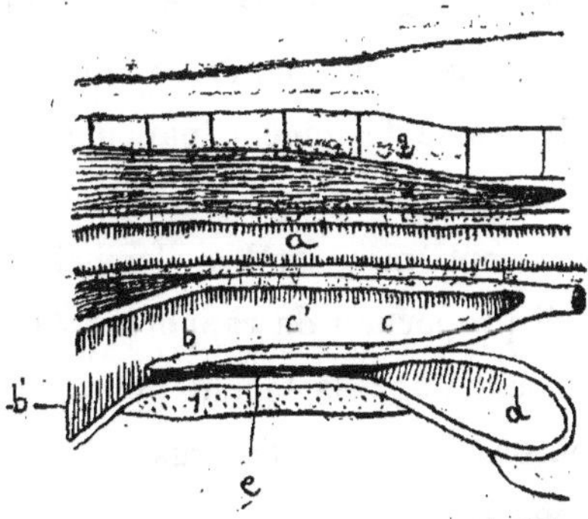

Fig. 1. — Coupe longitudinale du rectum et des organes génita femelles. — a. rectum ; b. vagin ; b' vulve ; c. corne gauche de l'utérus ; c' corps de l'utérus ; d. vessie ; c' urèthre ; 1 symphyse pubienne ; 2 sacrum.

D'après Ellenberger et Baum. *Anat. du chien*, traduit pa Deniker.

Le petit bassin, nous l'avons vu ne contient pas en entier les organes génitaux-urinaires ; il loge l'urèthre et un peu le col de la vessie, le vagin tout entier et une minime partie du corps de l'utérus. Par contre le rectum en emplit la plus grande partie.

Nous allons maintenant examiner l'anatomie macroscopique de l'utérus, de ses annexes et de ses ligaments.

Description de l'utérus. — Le corps utérin chez la chienne présente dans une certaine étendue, l'aspect d'un cylindre régulier ; aucune démarcation nette ne le sépare du vagin, il faut, pour l'en distinguer, ou bien inciser le vagin pour arriver sur le col de l'utérus, ou bien par la palpation, se rendre compte de l'état de dureté de la matrice, mais ce dernier moyen n'est pas efficace, car l'utérus est assez mou chez la chienne.

Ce corps utérin *cylindrique* ne tarde pas à s'effiler, à se rétrécir insensiblement en un canal moins volumineux qui se bifurque et donne naissance *à deux longues cornes* utérines cylindriques aussi et présentant chacune un diamètre égal à celui de la partie effilée de l'utérus.

Les cornes utérines se terminent par une extrémité arrondie ; elles naissent du corps utérin au niveau de la sixième ou de la septième vertèbre lombaire (1) ; il y a, on le voit, une disproportion de rapports très marquée avec ce que l'on trouve chez la femme ; chez cette dernière la projection du fond de l'utérus n'atteint point l'angle sacro-vertébral.

La corne droite est beaucoup plus longue que la gauche

1. Ellenberger et Baum. *Anatomie du chien.*

et la différence s'accentue chez les chiennes qui ont mis bas.

Vu dans son ensemble, l'appareil utérin représente assez bien un T dont la branche horizontale remonterait légèrement dans la direction des reins.

L'ovaire fait immédiatement suite à la corne utérine dont il n'est séparé que par quelques millimètres. Il est coiffé par le pavillon de la trompe dont le conduit très flexueux va se jeter dans la corne utérine.

Nous allons voir comment ces diverses parties sont réunies entre elles et quels sont leurs moyens de suspension.

Ligament large. — Il ne faut pas s'attendre ici à retrouver dans le ligament large une cloison solide et résistante comme dans l'espèce humaine ; tandis que dans cette dernière les deux feuillets s'écartent à leur base pour se donner un point d'appui solide sur la charpente fibreuse de l'aponévrose pelvienne supérieure ; chez l'animal les deux feuillets péritonéaux sont accolés, et nous ne saurions mieux comparer le ligament large de la chienne qu'au grand épiploon.

Il lui ressemble par sa minceur, sa transparence qui laisse voir les ramifications les plus fines des vaisseaux, par les pelotons graisseux que l'on trouve sur toute sa surface.

Si vu dans son ensemble le ligament large simule celui de la femme par sa forme en large éventail, il en diffère toutefois par des expansions dont nous allons plus loin retrouver la description, et l'on verra qu'il est très possible d'en assimiler quelques-unes aux ailerons.

La corne utérine chez la chienne et la trompe de Fallope chez la femme occupent chez l'une et l'autre la partie supérieure du ligament large ; l'ovaire qui est enroulé par la trompe et son pavillon chez la chienne vient immédiatement après la corne utérine.

La trompe, au lieu d'être située sur le bord supérieur du ligament large, occupe la face ventrale ; l'ovaire est compris dans une cupule ligamenteuse placée à la face dorsale de ce même ligament.

Le péritoine qui descend de l'ombilic s'en va tapisser la face ventrale de la vessie, sa face dorsale descend derrière le col vésical, s'enfonce très peu dans le petit bassin, remonte sur le vagin, sur le corps utérin, s'étale à droite et à gauche pour tapisser les cornes utérines, puis passe à la face dorsale de l'utérus, s'enfonce dans le bassin en faisant un cul-de-sac utéro-rectal, remonte sur la face utérine du rectum, l'enserre et va se fixer derrière lui au sacrum.

Au niveau du corps de l'utérus, le péritoine ne contracte pas d'adhérences, non plus qu'au niveau du vagin : il laisse ces organes se mouvoir à l'aise : ce n'est en réalité qu'un véritable méso. Il commence à devenir adhérent sur la partie effilée du corps utérin, et principalement sur toute la longueur des cornes utérines. A la partie supérieure de celle-ci, il forme un épaississement très notable qui prend l'aspect d'un véritable ligament, lequel va s'étaler au bord supérieur de l'ovaire et se terminer par plusieurs digitations sur la partie abdominale des premières vertèbres lombaires.

Ligaments de l'ovaire. — Il faut les regarder *sur la*

face dorsale du ligament large. Celui qui longe le bord supérieur de la corne utérine nous est connu ; il contourne le pôle supérieur de l'ovaire et va se terminer sur les premières vertèbres lombaires ; le second suit le bord inférieur de cette corne, contourne le pôle utérin de l'ovaire et va se jeter sur l'atmosphère péri-rénale : entre ces deux ligaments formant une sorte de fourche s'étend un pont fibreux composé des fibres échangées entre les deux ligaments supérieur et inférieur. Ainsi se trouve limitée la fossette ovarienne.

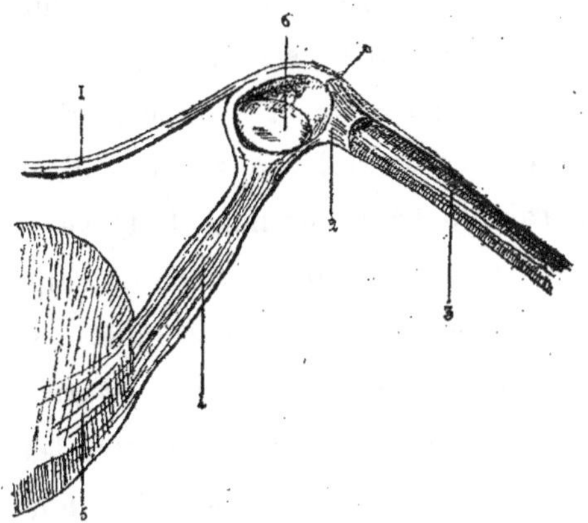

Fig. 2. — Ligaments de l'ovaire. — 1 ligament allant de la corne utérine à la paroi. 2 pont fibreux unissant la corne utérine à la fosse ovarienne. 3 corne utérine. 4 ligament allant de l'ovaire à l'atmosphère péri-rénale. 5 rein. 6 ovaire.

L'ovaire ainsi vu en place ressemble à une amande placée dans une coque d'une *aire supérieure à celle de l'organe qu'elle contient.*

On retrouve donc ici comme chez la femme une fosse ovarienne, un ligament utéro-ovarien, et quelque chose d'analogue au ligament utéro-lombaire de Rouget.

Face ventrale du ligament large. — Tandis que chez la femme le ligament rond est caché sous le péritoine, partie dans l'aileron antérieur, partie le long de la cei n ture pelvienne, chez la chienne, les choses se passent autrement.

De la face ventrale du ligament large, se détache brusquement un repli contenant le ligament rond, très rudimentaire.

Ce repli s'étend de la corne utérine à la région inguinale ; son bord commence à s'épaissir dès son départ utérin, puis augmente progressivement de volume et s'en va droit au canal inguinal. C'est à cet endroit qu'il acquiert son maximum de grosseur et s'entoure d'un manchon graisseux au travers duquel il envoie des fibrilles qui se fixent aux parois du trajet inguinal. Il traverse ce conduit et se termine au niveau de la vulve en se pénicillant.

A l'orifice inguinal externe un petit muscle se jette sur le ligament rond. Ellenberger et Baum l'*homologuent au cremaster*, ce qui tendrait à faire admettre les idées de Sappey et de Rouget vis-à-vis du muscle à fibres striées qu'ils avaient vu se porter sur le ligament rond de la femme.

La résistance de ce ligament rond est faible, une traction un peu énergique le rompt facilement ; en vérité c'est une lame péritonéale dont le bord libre un peu épaissi peut représenter un ligament.

De cette même face ventrale du ligament large part en dedans du repli que nous venons de signaler un autre feuillet ; il ne lui est comparable ni par sa solidité, ni par ses dimensions.

Le premier est faible et long, le second est court et solide. Ce feuillet contient dans sa partie supérieure l'uretère et lorsque celui-ci s'est abouché dans la vessie le repli va se terminer par plusieurs digitations sur les flancs de de cet organe.

En réalité ce n'est que le méso de l'uretère, et lorsqu'on tire un peu sur ce méso, on le voit se continuer avec un autre ligament situé à la face dorsale et représentant le repli de Douglas.

Il y aurait là une analogie assez marquée avec les faisceaux utérins des utéro-sacrés de la femme qui eux aussi contiennent l'uretère.

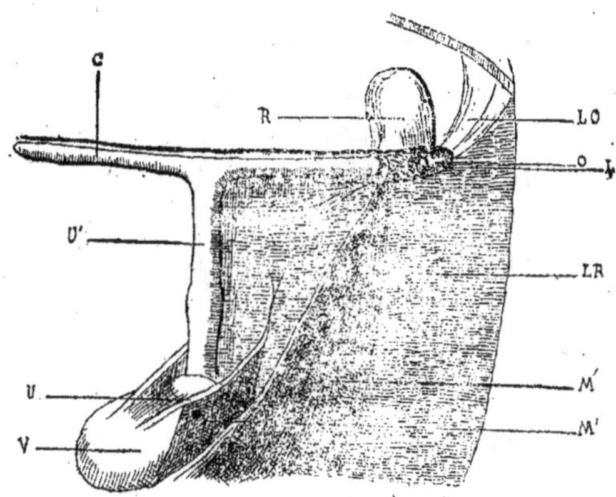

Fig. 3. — Face ventrale du ligament large de la chienne. — C. corne utérine. R. rein. LO. ligament ovaro-pariétal. O. ovaire. L. ligament utéro-ovarien. LR. ligament rond. M. meso du ligament rond. M' meso de l'uretère. U. uretère. V. vessie. U' utérus.

Face dorsale du ligament large. — Ligaments postérieurs.

Il existe sur cette face deux ordres de méso-péritonéaux; le premier est formé par une crête péritonéale qui part des dernières vertèbres lombaires, contourne le rectum sans lui adhérer, traverse le ligament large, et va rejoindre le repli vésical que nous venons de signaler plus haut.

Au-dessous de ce ligament en apparaît un autre ; il part des vertèbres, longe le rectum, se rejoint en avant de lui en une crête solide qui va se perdre sur le vagin, car dès ce moment nous ne sommes, plus au niveau de l'utérus. Arrivé sur ce vagin il se dédouble, entoure cet organe, et se réunissant à nouveau s'en va sur l'urèthre pour s'y insérer, puis se réfléchir sur les parois du bassin.

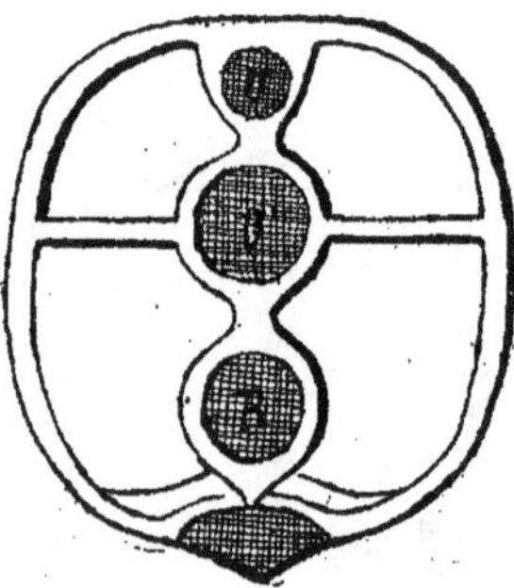

Fig. 4. — Trajet du péritoine sur les organes du petit bassin.

Cet ensemble de dédoublement et de réunion forme un véritable *ligament en chaîne*, attachant l'urèthre, le vagin, le rectum au sacrum ; une telle disposition est d'ailleurs commandée par la station de l'animal dont les organes auraient toujours tendance à s'écraser contre le pubis.

Un peu plus bas ; les feuillets péritonéaux font place à

un tissu fibreux très dense et la fusion avec les organes devient telle qu'il est presque impossible de les séparer.

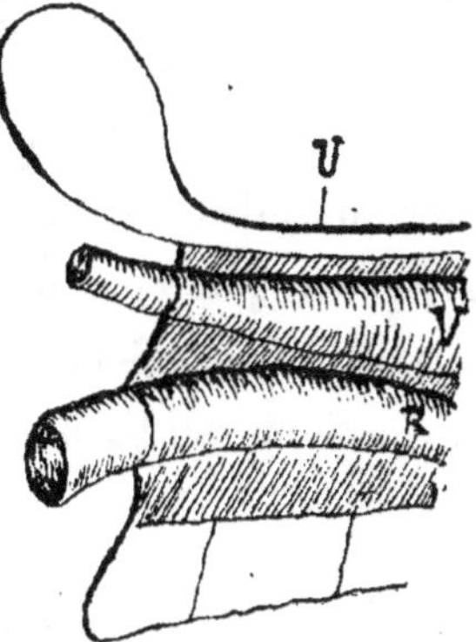

Fig. 5. — Disposition du péritoine sur urèthre, vagin, rectum. Son insertion au sacrum.

Ce tissu fibreux ne tarde pas à s'adjoindre les fibres du releveur de l'anus qui le double.

Releveur de l'anus. — Muscle large et épais auquel nous décrirons deux ordres de fibres, plus un muscle qui vient confondre son insertion inférieure avec lui.

1° Des fibres vaginales.

2° Des fibres rectales.

3° Un faisceau rétracteur du rectum.

Insertions. — Il s'insère sur toute la branche pubienne, sur l'os coxal, jusqu'au niveau de l'articulation sacro-iliaque.

Les fibres pubiennes, sont les fibres vaginales ; elles forment un faisceau isolé qui se termine sur la face rectale du vagin.

Les fibres insérées sur la branche pubienne et sur l'os coxal se portent tout d'abord en avant, sur le vagin et sur le rectum ; elles atteignent l'un et l'autre organe au moyen d'une aponévrose solide qui n'est qu'une expension de la gaine fibreuse que nous avons décrit plus haut.

Les fibres postérieures décrivent une courbe à concavité regardant le sacrum ; elles sont rectales dans une de leur portion, le reste va se jeter par une attache solide sur les premières vertèbres coccygiennes et entrent à ce inveau en rapport avec le muscle ischio-coccygien.

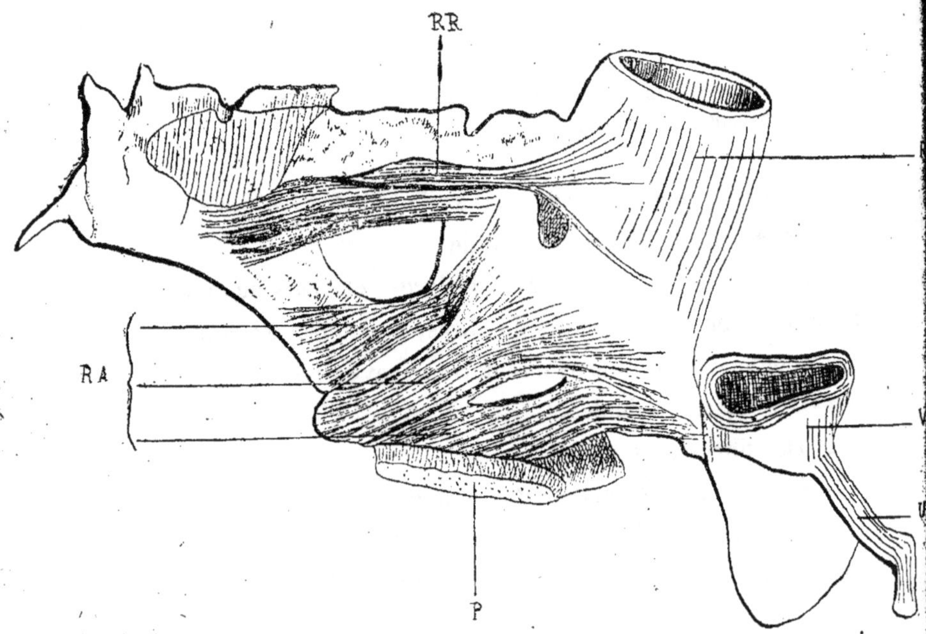

Fig. 6. — Releveur de l'anus chez la chienne — R rectum et V vagin réclinés pour permettre de voir les fibres du releveur. U urèthre. P pubis. RA releveur de l'anus. RR' rétracteur du rectum.

Muscle rétracteur du rectum. — Il naît sur la face intérieure des troisième et quatrième vertèbres sacrées et va se terminer sur le rectum au moyen de deux digitations ; l'une cylindrique entoure cet organe, l'autre palatie remonte sur lui et mêle ses fibres aux fibres longitudinales du rectum.

Muscle ischio-coccygien. — C'est ici un muscle solide s'insérant à la branche ischiatique et allant aux 2e et 3e coccygiennes ; il est complètement indépendant du releveur de l'anus.

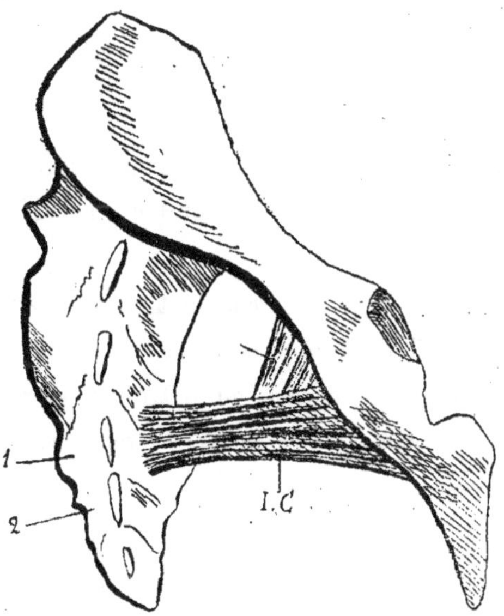

Fig. 7. — Muscle ischio-coccygien. — IC ischio-coccygien.

Sa fonction fait sa force, il est en effet chargé d'abaisser le coccyx très mobile chez les animaux.

Chez la femme il est très peu développé ; mais son isolement chez l'animal permet de dire qu'il doit en être ainsi dans l'espèce humaine et qu'on ne doit pas le rattacher au releveur anal.

CHAPITRE II

Ligaments utérins de la jument.

Il existe ici une différence assez marquée entre la place occupée par l'appareil vésico-génital de la chienne et celui de la jument.

Chez la première vessie, utérus sont en plein abdomen; chez la seconde, il y a *acheminement vers le petit bassin ;* l'utérus commence déjà au détroit supérieur ; la vessie est *logée dans le petit bassin*, derrière la symphyse pubienne.

L'utérus est *également bicorne*, son corps cylindrique et mou, commence au niveau de la première vertèbre sacrée, sa longueur est peu considérable ; le véritable utérus est représenté par les deux cornes, presque aussi grosses que le corps, aussi molles que lui, mais longues d'une vingtaine de centimètres.

Tandis que chez la chienne l'ovaire fait immédiatement suite à la corne, chez la jument, il en est distant d'une dizaine de centimètres environ et lui est relié par deux replis qui soudés à leur partie inférieure forment une sorte de gouttière dont les bords libres sont surplombés par de solides ligaments qui l'unissent à l'utérus.

Ces deux replis représentent des ailerons : l'aileron ventral, contient la trompe extrêmement flexueuse ; arrivée vers le premier tiers utérin de cet aileron, elle décrit une courbe en plongeant vers le fond de la gouttière qu'elle occupe, jusqu'au moment où elle va se jeter dans l'utérus.

L'aileron vertébral contient un ligament utéro-ovarien.

Ligaments de l'ovaire. — Ils sont tendus entre l'utérus et l'ovaire entre ce dernier organe et la paroi.

Ligaments ovaro-utérins. — L'ovaire chez la jument

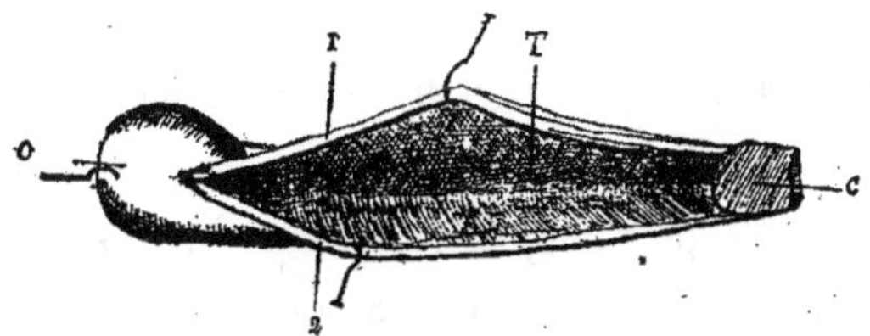

Fig. 8. — Ligaments de l'ovaire. — O ovaire. C corne utérine. T trompe. 1,2 ligaments de l'ovaire. AV aileron ventral. AD aileron dorsal.

présente une disposition particulière ; il est en fer à cheval ; du centre de ce fer à cheval partent les ligaments ovaro-utérins ; l'un relativement faible surplombe le mésosalpinx et vient se terminer à la partie supérieure de la corne utérine.

L'autre est assez volumineux ; sa grosseur est celle d'une plume de corbeau ; il naît immédiatement sur l'ovaire à côté du précédent et s'abouche à la face inférieure de la corne sur laquelle il se perd.

Ligament ovaro-pariétal. — Du pôle opposé de l'ovaire part un autre ligament, de beaucoup le plus gros de cet appareil ; son volume est celui d'une plume d'oie.

Inséré sur la partie courbée du fer à cheval dessiné par l'ovaire, il va se terminer au niveau du rein, par de solides attaches ; comme le rein droit est de beaucoup plus haut que le gauche, il s'en suit que le ligament droit est plus long que son correspondant du côté opposé.

Ici encore ce ligament est contenu dans le bord libre du méso.

Ligament rond. — Il ne part pas de la partie inférieure et externe de la corne utérine ; son début est assez mal indiqué, il faut tirer un peu dessus pour le voir ; sur sa route est appendue une sorte de petite hydatide constituée par un tissu d'apparence fibreux ; de là le ligament décrit une courbe à grand rayon; passe en avant du psoas, croise l'artère iliaque externe et vient se terminer aux environs de la symphyse pubienne, sans qu'il soit possible de le suivre plus loin.

En vérité il ne mérite aucunement le nom de ligament, on ne peut le comprendre ainsi qu'en comparant la place qu'il occupe chez l'animal, avec celle qu'il a chez la femme.

Cul-de-sac vésico-utérin. — Il se voit très nettement, on y retrouve les deux uretères garantis chacun par un repli péritonéal solide s'insérant sur les faces latérales de la vessie.

En traversant le ligament large qu'il coupe à sa base; l'uretère reçoit les faisceaux d'une toile péritonéale représentant les ligaments utéro-sacrés.

Ligaments utéro-lombaires. — De chaque côté de la

dernière vertèbre lombaire naissant du méso-rectal qui se dédouble partent à droite et à gauche deux lames péritonéales solides qui vont en remontant légèrement se

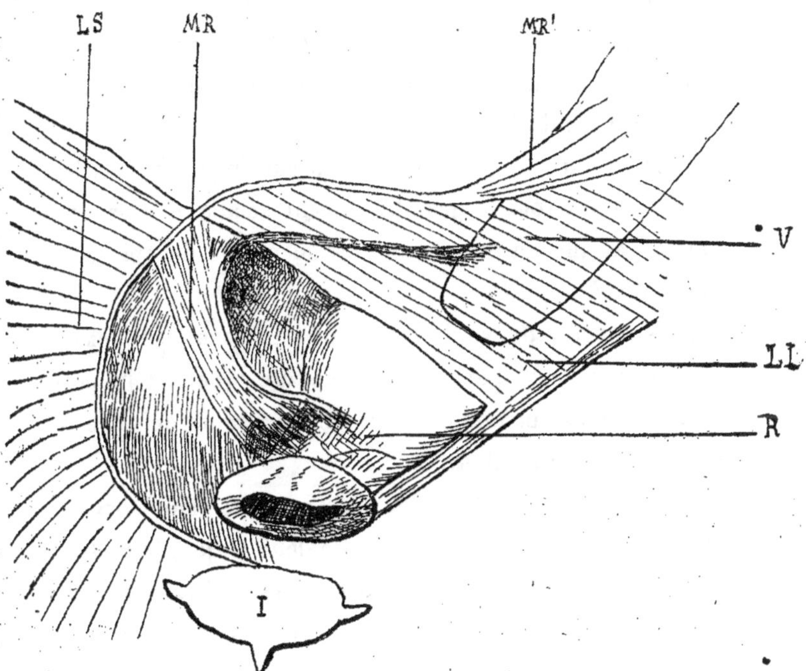

Fig. 9. — Ligaments utéro-lombaires. — LS ligament lombaire MR' terminaison de l'utéro-lombaire sur l'utérus et le vagin LL ligament large. R rect.um MR meso rectum. I dernière lombaire.

terminer au nveau du dôme vaginal et du col utérin ; leur direction est perpendiculaire à celle du sacrum de sorte qu'on peut leur décrire une face antérieure regardant la tête de l'animal, et une postérieure faisant vis-à-vis au rectum ; ce ligament s'épaissit à son bord libre qui limite une sorte de cul-de-sac de Douglas très profond, au fond duquel se voit le rectum.

Ce rectum est tenu également en place par un méso dont les deux feuillets envoient un prolongement jusqu'au niveau du tiers postérieur du vagin ; ce méso représente en réalité un *ligament large* du rectum.

Cependant nous ne l'avons pas vu d'une manière constante et peut-être y a-til là une question de disposition due à la race de l'animal ?

Releveur anal. — Il est représenté par un muscle, s'insérant sur tout le grand ligament sciatique et se terminant au niveau du rectum, et au niveau du sphincter du vagin.

Le sphincter du vagin est ici très puissant, ses insertions sur toute la partie pubienne du squelette lui permettent suffisamment de maintenir le vagin en place et d'en empêcher sa chute.

Ajoutons que le bas-fond vésical et le vagin sont fusionnés dans la majeure partie de leur trajet; le rectum s'unit à eux seulement dans son tiers inférieur; il est dans le cul-de-sac de Douglas maintenu par le méso décrit plus haut.

Nous n'avons point donné de description spéciale du ligament large; parce qu'il est absolument disposé comme chez la chienne.

CHAPITRE III

Ligaments utérins de la Guenon.

Si la face postérieure du ligament large, n'avait pas par ses larges replis les caractères que nous avons rencontrés chez les animaux, l'ensemble des organes génitaux et de leurs ligaments serait en tout point comparable à ce que l'on voit chez la femme.

Examiné par sa face antérieure le ligament large de la guenon est *trait pour trait* celui de la femme.

Utérus. — Absolument comparable à l'utérus féminin, on n'y voit plus de cornes, il n'y a plus qu'un corps, qu'une ligne de démarcation très nette sépare de l'insertion du vagin.

Le péritoine dessine entre l'utérus et la vessie un cul-de-sac vésico-vaginal ; double la face antérieure du vagin, de l'utérus, la face postérieure de ces organes remonte sur le rectum en faisant un vrai cul-de-sac recto-utérin.

Ligament large. — C'est une *toile assez résistante* tendue entre l'utérus et les parois du bassin. Il conserve ici une disposition rappelant un peu celles des quadrupèdes que nous venons d'étudier.

On peut lui considérer comme chez la femme, une *face antérieure*, une *face postérieure*, un *bord supérieur* avec *trois ailerons* et un *bord inférieur*. Les bords latéraux présentent la forme particulière aux quadrupèdes, nous les verrons avec le ligament de l'ovaire.

Face antérieure.— La face antérieure contient *l'aileron antérieur* et le *ligament rond*, elle forme le cul-de-sac vésico-vaginal et descend moins bas que la face postérieure.

Bord supérieur. — Il contient *la trompe* et sert de meso à cet organe, *l'aileron postérieur* contient l'*ovaire* le *ligament utéro-ovarien*.

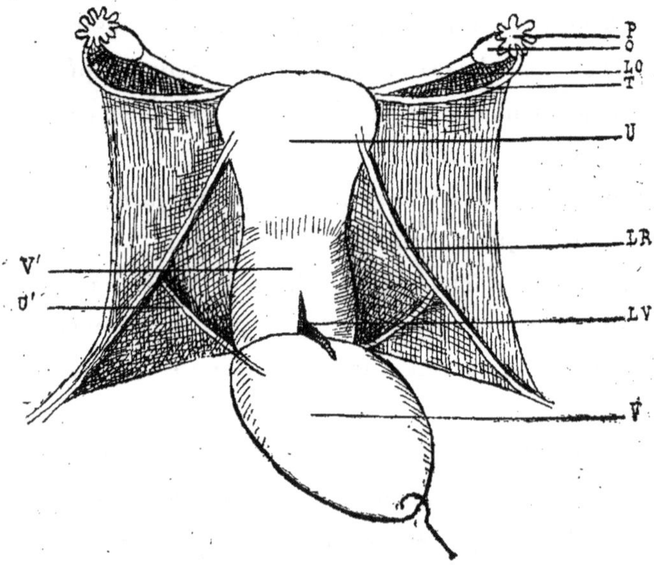

Fig. 10. — Face antérieure du ligament large de la guenon. P pavillon de la trompe. O ovaire. LO ligament utéro-ovarien. T trompe érignée en avant. V utérus. LR ligament rond. V' vagin. U' uretère. LV ligament vésical moyen. V vessie.

Ligament rond. — Il naît de la partie antéro-latérale de la corne de l'utérus, au dessous de l'abouchement de la trompe dans cet organe ; de là il se porte obliquement en dehors et vient se perdre sur la gaîne des vaisseaux fémoraux. Dans tout son trajet il est maintenu par un repli péritonéal qui lui abandonne le ligament large, c'est l'*aileron antérieur.*

Ligament tubo-ovarien. — Tout le long de son trajet la trompe est soutenue par l'aileron supérieur elle est unie à l'ovaire par une ou plusieurs des franges de son pavillon.

Ligament utéro-ovarien. — Il occupe avec l'ovaire l'aileron postérieur ; il s'insère sur le pôle interne de l'ovaire et va se fixer au sommet de la corne utérine derrière l'embouchure de la trompe.

Ligaments vésicaux-antérieurs. — Au nombre de trois un médian qui naît de la face antérieure du vagin et va se jeter sur le fond de la vessie ; deux latéraux qui donpassage à l'uretère ; ces deux ligaments, se perdent comme chez l'homme sur les faces latérales de la vessie où ils s'insèrent.

Face postérieure du ligament large. — Le péritoine s'étend depuis la face postérieure de l'utérus, jusqu'au niveau des dernières vertèbres lombaires c'est un repli absolument identique à celui que nous avons étudié chez chez les quadrupèdes, il tapisse les parties latérales de la paroi pelvienne et descend profondément dans le petit bassin où il revêt une grande partie de la face postérieure du vagin en formant le cul-de-sac de Douglas.

Le bord libre de ce feuillet péritonéal contient le ligament postérieur de l'ovaire qui lui aussi s'insère aux deux dernières vertèbres lombaires.

Cul-de-sac de Douglas. — C'est une cavité unique mais sans la saillie nette des replis que l'on voit chez la femme toutefois il est limité en haut par deux épaississements du ligament large qui s'insèrent sur la dernière vertèbre lombaire et se ternine au niveau du col de l'utérus.

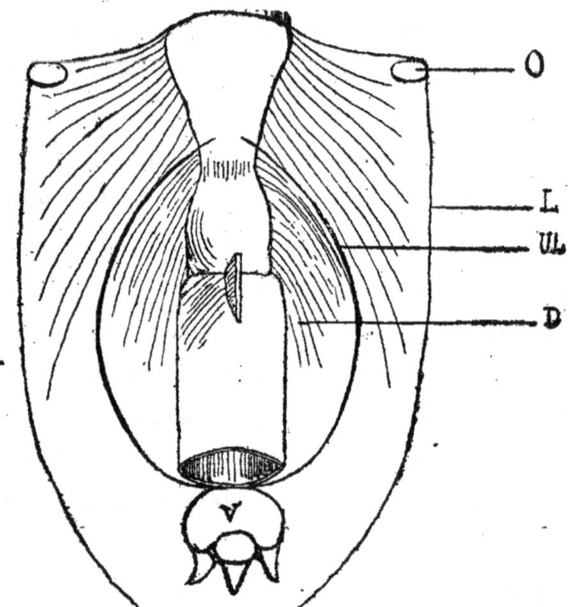

Fig. 11. — Face postérieure du ligament large de la guenon. — O ovaire. L ligament postérieur de l'ovaire. UL ligament utéro-lombaire. D cul-de-sac de Douglas. V vertèbre lombaire.

Muscle releveur de l'anus. — Le releveur s'insère sur toute l'étendue du corps du pubis et de chaque côté de la symphyse pubienne; de là ces fibres vont par deux ordres de ramification se terminer, les unes sur la partie inférieure du vagin c'est le muscle *pubo-vaginal*, les autres nées au-dessous de ce faisceau vont s'insérer sur la première vertèbre coccygienne ; en croisant les côtés du rectum elles envoient à cet intestin un certain nombre de fibres musculaires qui le soutiennent.

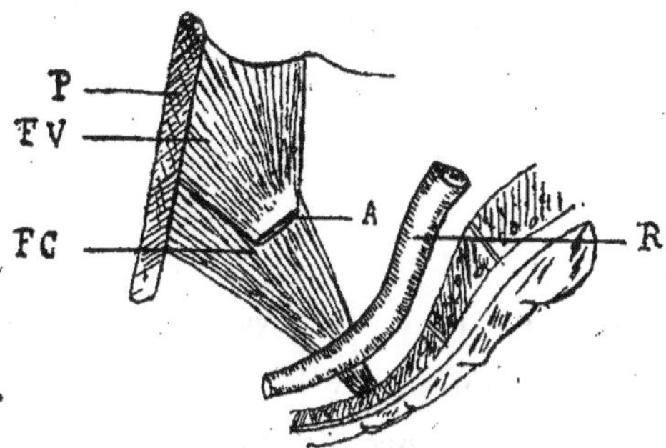

Fig. 12. — *Releveur de l'anus.* P symphyse pubienne. FV faisceau vaginal du releveur. FC faisceau coccygien. R rectum. A attache tendineuse du faisceau vaginal.

Il résulte que vagin et rectum sont maintenus isolément par une sangle du releveur.

Dans leur partie terminale, urèthre, vagin, rectum, sont fusionnés de telle façon qu'il faut lacérer les tissus pour séparer ces diverses parties. Nous avons toujours retrouvé ce fait chez les animaux que nous avons disséqués.

APPAREIL LIGAMENTEUX DE L'UTÉRUS DE LA FEMME

Nous diviserons en deux catégories les divers organes qui concourent à la statique de l'utérus.

La première classe comprendra tout l'appareil ligamenteux situé au-dessus des ligaments utéro-sacrés; c'est moins un moyen de soutien qu'un tuteur flexible annexé à l'utérus, dont il suit les diverses évolutions sans toutefois lui permettre de trop grands écarts de position; en résumé, ce sont les *ligaments mobiles*.

La deuxième classe peut, elle aussi, se subdiviser; elle comprend le véritable appareil contenteur de l'utérus; elle l'ancre dans le petit bassin, l'empêche de glisser dans le vagin, s'oppose même à la flexion en avant ou en arrière du corps de l'utérus; c'est *l'appareil fixe*.

Il est représenté :

1° Par les ligaments utéro-sacrés.

2° Par l'appareil musculaire comprenant avant tout le releveur de l'anus, le vagin, dont la valeur n'est accusée que par les quelques fibres du releveur qui prennent insertion sur lui.

En faisant cette division, nous nous sommes ralliés aux

idées de notre maître Doléris exprimées dans un mémoire lu à la société de médecine de Paris.

« Le fœtus, au cours de son expulsion, traverse deux « diaphragmes musculaires situés, l'un au niveau du col « utérin, réunis à l'appareil ligamenteux périphérique, « qui va, de toute part, se porter de l'utérus sur les pa« rois pelviennes. Cet appareil est, dans l'état de vacuité ; « l'appareil suspenseur de la matrice. Il sert à son main« tien et à son équilibre » (1).

« Le second diaphragme est le plancher périnéal, qui « sert d'attache fixe au conduit vaginal, et qui joue par « rapport à l'utérus le rôle de soutien et de sup« port » (2).

APPAREIL SUSPENSEUR MOBILE.

Ligaments larges. — Après avoir tapissé la face antérieure de la vessie, son dôme, sa face postérieure, le péritoine recouvre la face antérieure de l'utérus, son fond, sa face postérieur, descend vers le vagin, puis se relève vers le rectum ; il existe donc là un repli composé, de deux lames, l'une antérieure, l'autre postérieure, entre lesquelles est situé l'utérus.

Ces deux lames qui sont adossées, se plongent de chaque côté vers les parois osseuses du bassin ; ce sont les ligaments larges.

Situation. — Ils sont situés dans le petit bassin, entre

1. Doléris, *in* thèse de Raimond, 1898.

2. Doléris, *loc. cit.*

l'utérus et la paroi pelvienne, qu'ils relient l'un à l'autre, en haut, ils sont baignés par les anses de l'intestin grêle; en bas ils s'appuient sur l'aponévrose supérieure sur laquelle ils se dressent comme deux cartes à jouer réunies par un de leur côté, c'est-à-dire de telle manière qu'à la base de ces deux cartes à jouer existe une aire que remplit du tissu cellulo-fibreux.

Direction. — Leur direction est transversale ; la question à trancher est de savoir s'ils sont verticaux ou inclinés soit en avant, soit en arrière.

Il faut pour cela se reporter à l'étude de la position qu'occupe l'utérus dans le petit bassin.

Velpeau et ses élèves, Piachaud 1852, Bouland 1853, soutiennent que l'utérus est en antéflexion sur le corps.

Verneuil reprend ces idées qu'il défend en 1853 devant la Société de Chirurgie.

Richet et Sappey se font les adversaires de Verneuil.

Schultze accepte les vues de Bouland, mais il atténue un peu toute la rigueur de son opinion en mettant en cause l'âge de la femme, ses habitudes, la fréquence de ses rapports modifiant la musculature péri-utérine, influant sur la direction de l'utérus.

Aran, d'ailleurs, ne voulait pas être catégorique sur ce point, et pensait que l'utérus pouvait modifier sa position chez le même sujet, selon les diverses étapes de son évolution.

« Il faut connaître, dit-il, les nombreuses et diverses « modifications apportées par l'âge, par les rapports « sexuels, par la grossesse, par la ménopause » (1).

1. Aran, *in Archives gén. de méd.*, 1858. T. I, p. 140.

Joseph, Köllicker, Bandl, admettent à l'encontre de Schultze que l'antéflexion n'est pas la disposition normale de l'utérus, et qu'une telle orientation ne se trouvait qu'à la période embryonnaire et seulement jusqu'à dix ans ; c'est-à-dire pendant toute l'évolution de la matrice vers la puberté.

Cependant la majorité des auteurs considère l'utérus comme étant en légère antéversion ; pour M. Charpy, il est vertical ; parlant des diverses idées émises par les auteurs, il s'exprime ainsi :

« Sans discuter toutes ces opinions, je dirai seulement « que, comme beaucoup d'autres anatomistes, je crois « que chez une femme jeune et à organes sains la posi- « tion normale est celle de la verticale, avec une anté- « version légère de 10° à 15° au plus. . . . . Par consé- « quent, sur le sujet debout, l'utérus est presque verti- « cal, et ne correspond pas avec l'axe du petit bassin « qui est très incliné » (1).

Cependant malgré le bien fondé de ces diverses opinions, on ne saurait affirmer que l'utérus occupe nettement, soit une position antéversée, soit une situation verticale ; il faut mettre en ligne de compte l'état de flaccidité musculaire chez le cadavre, le défaut de l'irrigation sanguine qui donne à cet organe un état incontestable de turgescence.

Chez la laparotomisée la résolution musculaire due à l'anesthésie doit être considérée, et peut-être un facteur

1. Charpy, *Organes génito-urinaires*, 1890, p. 207.

que l'on ne soupçonne que peu, n'entre-t-il pas en jeu : je veux parler de la pression atmosphérique.

Aussi, nous était-il venu à l'esprit de mettre à contribution les découvertes toutes récentes des rayons de Roentgen.

Là, pas d'incertitude ; femme vivante et non chloroformisée, en pleine activité musculaire, pas d'ouverture de la paroi abdominale.

Voici quelles conditions nous jugions utiles et nécessaires pour le bon résultat de l'opération :

Il fallait une femme dont l'utérus et les annexes fussent exempts de toute lésion : c'était le premier point. Il fallait ensuite que l'on pût apercevoir nettement la projection de l'utérus ; cela était la grosse difficulté à vaincre : voici comment nous devions la tourner.

En introduisant un corps métallique bien aseptisé dans la cavité utérine ; l'image devait s'en dessiner nettement soit sur l'écran, soit sur la plaque sensible.

Ce corps métallique devait lui-même réaliser des conditions particulières ; il était nécessaire qu'il ne fût point trop rigide dans la crainte de modifier la situation de l'utérus ; dans la crainte de provoquer un redressement partiel ; il fallait également que sa rigidité fut assez grande pour qu'on put l'introduire dans la cavité utérine.

Après avoir pensé à une sonde de gomme remplie soit de mercure, soit de poussières métalliques, telles que limailles de fer, de cuivre, etc., nous nous sommes arrêtés à l'emploi d'un objet courant, une chaîne de montre dont les articulations très souples sont imbriquées en écailles de serpent; il était facile de s'en procurer de calibres différents et l'on pouvait les accommoder parfaitement à l'utérus, de façon à ce qu'elles ne fussent ni trop grosses ni trop petites, car dans ce dernier cas elles auraient pu tomber dans le vagin.

Il fallait aussi que leur longueur fût proportionnée à celle de la matrice, ce qui nécessitait une section et la production d'une arête dont les saillies auraient pu blesser la muqueuse ; aussi pour éviter cet inconvénient les avions-nous matelassées sur leur partie sectionnée d'un grain d'étain qu'il fut ensuite facile de rectifier et de calibrer en quelques coups de lime.

La projection de la symphyse se fait mal dans la radiographie, et pour éviter le vague, nous avions pensé à placer en avant du pubis, et glissant entre les grandes lèvres, une chaînette métallique, egalement. Cette chaînette était maintenue à sa partie pubienne par un cordon que l'on attachait derrière les vertèbres lombaires : l'extrémité anale, était réunie par un cordon qni venait en arrière se fixer au précédent, derrière les lombes.

La projection obtenue sur la plaque sensible permettait de noter l'écartement existant entre le fond de l'utérus et la partie supérieure de la symphyse, et celle existant entre le col de l'utérus et le milieu de la chaînette vulvaire.

De plus, il était permis d'étudier la situation de l'utérus, chez la femme debout, la femme dans le décubitus ventral, abdominal, latéral, et chez la femme assise ; on pouvait aussi se rendre compte de la position de la matrice la vessie étant vide ou pleine, et cela dans toutes les positions indiquées plus haut.

Nous n'avons pu sur ce point faire d'expériences précises ; il est difficile dans les sercvies hospitaliers de trouver un sujet qui veuille bien se prêter à ces recherches. Il nous a été possible toutefois de déterminer dans un cas la position de l'utérus.

Nous avons vu que chez une femme debout, il était légèrement incliné vers la symphyse pubienne.

Forme. — Leur forme est une cloison irrégulièrement quadrilatère, séparant le petit bassin en deux chambres, l'une antérieure, la chambre vésicale ; l'autre postérieure, la chambre rectale.

On a donné d'eux différentes comparaisons, les anciens auteurs les assimilaient à des ailes de chauve-souris, dont l'utérus était le corps.

Nous répéterons ici la comparaison de M. Farabeuf, et que nous empruntons à la thèse de Vallin (1).

« En deux mots, il (le ligament large) enveloppe l'utérus à la façon d'un linge qui jeté par dessus cet organe « (l'utérus) comme sur une corde et tiré de chaque « côté sur les trompes, irait gagner les parois de l'excavation ».

Si l'on fait tomber une section sagittale sur le ligament large, la coupe en apparaît triangulaire, le sommet, en haut.

Des deux bords, l'un l'utérin ou interne, est plus haut, il est en même temps plus large, puisqu'il a toute l'épaisseur de l'utérus ; l'externe, ou pelvien, est plus bas, et

1. Vallin, *Th. Paris*, 1886. p. 11.

plus mince, car à ce niveau les deux feuillets péritonéaux sont accolés.

Description. — L'étude du ligament large présente à considérer deux faces et quatre bords;

De ces deux faces :

1° L'une antérieure regarde la vessie.

2° L'autre postérieure regarde le rectum ; des quatre bords;

L'un est interne ou utérin ;

L'autre externe ou pelvien;

L'un est supérieur et contient la trompe ;

L'autre inférieur s'appuie sur l'aponévrose pelvienne supérieure.

1° *Face antérieure.* — Elle regarde la chambre antérieure où s'étale la vessie au milieu, et de chaque côté de cet organe les anses de l'intestin grêle.

En haut elle est limitée par un soulèvement qu'occasionne le passage du ligament rond.

En bas elle s'arrête au niveau du col, c'est-à-dire à la hauteur du cul-de-sac vésico-utérin.

Le feuillet antérieur du ligament large descend moins bas que le feuillet postérieur ; d'après certains anatomistes le péritoine ne tapisserait pas toute la face antérieure du corps de la matrice ; les deux tiers supérieurs seulement en seraient revêtus.

Sappey admet que la réflexion du péritoine aboutit aux deux tiers supérieurs du col ; dans quelques cas cette réflexion aurait lieu à distance égale du col et de l'isthme.

Courty et Kraüse ne font pas descendre le cul-de-sac péritonéal aussi bas que le veut Sappey ; selon ces deux auteurs, il y aurait correspondance habituelle entre l'union du col et du corps de l'utérus, et la réflexion du péritoine.

Nous avons constaté et cela après beaucoup d'anatomistes que cette réflexion du péritoine était très variable, même chez les jeunes enfants.

Les différences sont beaucoup plus accusées chez les femmes d'un certain âge ; tandis que chez les nullipares le cul-de-sac s'arrête à l'isthme ou un peu plus bas, chez la multipare, il arrive à toucher le dôme vaginal, et même à s'insinuer entre le vagin et la vessie.

2° *Face postérieure.* — La face postérieure regarde le rectum et limite la partie antérieure du cul-de-sac utéro-rectal ; elle est plus étendue que la première, en ce sens qu'elle descend plus bas ; le péritoine en effet ne se réfléchit que derrière le cul-de-sac vaginal postérieur ; chez la multipare le cul-de-sac péritonéal s'accentue davantage.

Le bord inférieur de cette face s'arrête aux utéro-sacrés.

Sur cette face on remarque de dehors en dedans :

1° *L'ovaire* qui, à proprement parler, n'est pas dans le ligament large ; mais plutôt collé à la paroi pelvienne ; dès que l'on tire quelque peu sur le ligament large, ou qu'on soulève l'utérus, l'ovaire attiré vers la ligne médiane quitte la paroi pelvienne, et paraît nettement faire partie du ligament.

C'est ainsi que sur les anciens traités d'anatomie, l'ovaire paraît au même titre que la trompe inclus dans le ligament ; cette erreur toute volontaire d'ailleurs, tient aux besoins de la description donnée par une figure d'ensemble ; en réalité, quand on regarde sur place les organes, on ne voit pas l'ovaire qui se trouve caché par la trompe et son pavillon.

2° *Fossette ovarienne.* — Assez peu déprimée, elle est immédiatement sous-jacente à l'ovaire, et mesure une aire à peu près égale à celui-ci : elle est située dans la partie la plus externe du ligament large et Kraüse la décrit ainsi :

« A deux centimètres environ, en avant de l'articula-
« tion sacro-iliaque, se trouve creusée très fréquemment
« dans la surface pariétale du péritoine une légère exca-
« vation, la fossette ovarienne. Cette fossette est située
« environ à 1 centimètre au-dessus du bord supérieur des
« rameaux postérieurs des vaisseaux hypogastriques ou
« des vaisseaux fessiers. Elle est séparée par ces vais-
« seaux du bord interne du muscle psoas major (1) ».

On la délimite ainsi :

En haut. — L'artère et la veine iliaque externe accolées, la séparant du bord interne du psoas.

En bas. — L'artère ombilicale, ou le tronc commun à l'ombilicale et à l'utérine.

En avant. — L'insertion pelvienne du ligament large.

En arrière. — Les vaisseaux hypogastriques.

La limite postéro-supérieure de la fossette serait formée par la bifurcation de l'artère iliaque primitive. Le fond de la fossette est rempli de graisse, on trouve l nerf obturateur la séparant du psoas au-dessous des

(1) *In* Valin, Thèse Paris, 1886, page 30.

vaisseaux iliaques et des insertions postérieures de l'obturateur.

3° *Le ligament utéro-lombaire* et l'uretère lui-même s'entrecroisent en X.

4° *La partie horizontale du ligament utéro-sacré.*,

5° *Le repli de Douglas.*

Nous reviendrons dans un chapitre spécial sur tout ce qui a trait aux ligaments, soit de l'ovaire, soit de l'utérus,

Bord interne. — Ainsi que nous l'avons vu, il est plus haut et plus large que l'externe.

En avant, il est situé sur le même plan que la face antérieure de l'utérus; en arrière, il décrit une courbe à convexité postérieure, puisqu'il se moule sur l'utérus, et que cet organe bombe fortement en arrière.

Ce bord figure un véritable méso utérin et contient des vaisseaux auxquels il sert en vérité d'aponévrose d'enveloppe.

Bord externe. — Il est de beaucoup plus bas que le précédent, nous l'avons déjà dit, il est également très mince, les parois en sont accolées, son feuillet antérieur part du côté de la chambre antérieure, son feuillet postérieur se retourne en arrière du côté du sacrum; il laisse juste la place pour le passage des organes qui entrent dans le ligament large; tels que vaisseaux, nerfs, lymphatiques, uretères ; c'est le hile du ligament.

Bord inférieur. — Il est large ; ses deux feuillets sont séparés par une belle couche de tissu cellulo-graisseux.

Il repose sur l'aponévro-pelvienne supérieure mais d'une façon médiate seulement, car il en est séparé par un véritable enchevêtrement de tissu fibreux dense, nommé gaîne des vaisseaux ; ce tissu fibreux entoure les vaisseaux ; il agit vis-à-vis d'eux comme un canal osseux à l'égard d'un vaisseau ou d'un nerf, c'est-à-dire qu'il les entoure sans les comprimer ; la dissection de ces vaisseaux n'est possible que par un véritable sculptage, et le mieux pour terminer heureusement leur préparation est d'utiliser deux pinces aux moyens desquelles on arrache fibre à fibre chaque parcelle de tissu fibreux.

Bord supérieur. — C'est le bord ligamenteux ; on lui distingue trois ailerons: le supérieur formé par la trompe, l'antérieur par le ligament rond, le postérieur par l'ovaire et ses ligaments.

Nous verrons dans les conclusions de ce travail ce qu'il faut penser du ligament large, et des ailerons.

Nous allons maintenant décrire, le ligament rond, et les ligaments qui rattachent l'ovaire à la trompe et à la paroi pelvienne.

Ligament rond. — Avec les utéro-sacrés les ligaments ronds sont sans contredit les plus visibles des organes de suspension que l'on voit autour de l'utérus.

Ils s'étendent de la partie antéro-latérale de l'utérus jusqu'à la grande lèvre.

Ils naissent au dessous de la corne utérine, côtoient pendant un temps la trompe, et se portent vers la ceinture pelvienne qu'ils contournent jusqu'à l'embouchure du canal inguinal.

Sur tout leur trajet, ils sont recouverts par le péritoine qui leur forme un méso, dont la partie la plus nette et la plus adhérente est ce qu'on appelle l'aileron antérieur.

Dans cette partie, il entre en rapport, avec la vessie en avant, en arrière avec l'ovaire, en bas avec tout le feutrage occupant la base du ligament large.

Au moment où le ligament vient s'appliquer contre l'os coxal, il croise la veine et l'artère iliaques externes ; avant d'entrer dans le canal inguinal il prend contact avec l'artère épigastrique.

Dès son arrivée dans le trajet inguinal la séreuse le quitte, c'est ainsi qu'on le trouve normalement chez la femme adulte.

Chez le fœtus au contraire, il existe pour le ligament rond, ce qui se passe pour le cordon ; le péritoine s'invagine dans le canal, mais dès le sixième ou le septième mois, il s'en retire et disparaît.

Le canal de Nuck résultant de la non oblitération du trajet, a été nié par un certain nombre d'auteurs ; cependant, il est possible de le rencontrer, bien que le fait soit assez rare. M. Testut l'a vu dans un cas être double et permettre à droite une pointe de hernie.

Après sa traversée du canal, le ligament rond vient se terminer dans la grande lèvre correspondante par une quantité assez grande de fibrilles.

A l'étude du ligament rond s'attache celle d'un muscle à fibres striées que Sappey et Rouget faisaient naître de l'épine pubienne et de la paroi inférieure du canal inguinal, et dont la terminaison très irrégulière se trouvait soit aux environs du détroit supérieur, soit entre le détroit supérieur et l'utérus, soit encore au niveau de l'utérus.

Pour M. Beurnier (1) ces fibres striées n'auraient aucun rapport avec le ligament rond. Il n'admet qu'un petit faisceau musculaire strié qui, partant de l'anneau inguinal externe, entrerait seulement en rapport avec le ligament.

Il admet en outre qu'il est indépendant de toute origine soit du transverse, soit du petit oblique ; ce que n'entendent ni Sappey ni Rouget qui assignent à ces fibres une analogie avec le cremaster.

Il y a encore d'après M. Beurnier des petites fibrilles qui se détachent du ligament dans son trajet inguinal. Ces fibrilles, lorsque l'on ne prend pas soin de les rompre dans l'opération d'Alexander, seraient une cause de difficulté pour attirer à soi la partie que l'on désire réséquer.

Enfin il décrit avec soin une boule graisseuse qui entoure le ligament à son entrée dans le canal ; chez la chienne où elle est très apparente nous l'avons retrouvé d'une façon constante ; elle se prolonge dans le canal qu'elle remplit, au travers d'elle passent de petites expansions fibreuses qui se fixent également à la paroi du trajet inguinal.

Enfin, le ligament solide chez la femme peut supporter une traction de 400 à 900 grammes. (2)

Ligament de l'ovaire. — L'ovaire est à la fois réuni à la trompe, à l'utérus et à la paroi.

Le ligament infundibulo ovarien unissant la trompe

1. Beurnier. Thèse, Paris, 1886.

2. Beurnier *loc cit.*

à l'ovaire, n'est en réalité que l'attache de la grande frange du pavillon à l'ovaire.

Le ligament utéro-ovarien, est un cordonnet dû à l'épaississement du péritoine de l'aileron postérieur, il irait du pôle inférieur de l'ovaire s'attacher à la corne utérine, au-dessus de la trompe.

Enfin l'ovaire est attaché à la paroi, par un cordon que Rouget appelait ligament rond supérieur, auquel on donne plus volontiers le nom de infundibulo-pelvien de Henle.

Tandis que ce ligament est pour les uns, un simple épaississement du ligament large, là où ne se trouve pas la trompe, pour Rouget ce serait un ligament allant se perdre jusqu'aux lombes, pour Schultze un organe aboutissant au tiers postérieur, du bassin, pour Hasse une simple corde tendue de l'ovaire et de la trompe au milieu de la paroi latérale de l'os coxal.

Appareil suspenseur fixe

Nous en avons fini avec l'appareil suspenseur mobile de l'utérus ; maintenant nous allons étudier l'appareil fixe, qui peut se dédoubler en deux; un système ligamenteux formé par les utéro-lombaires et les utéro-sacrés, un système musculaire constitué par le releveur de l'anus.

1° *Ligaments utéro-lombaires.* — Vallin décrit ainsi le ligament utéro-lombaire (1).

1. Vallin, Thèse de Paris, 1886, p. 15.

« Cette arête vive, part également de l'utérus en « moyenne à un centimètre au-dessus du point de départ « du ligament utéro-sacré, se dirige en haut et en dehors, « vers les portions latérales du promontoir, croise ou à « peu de chose près la bifurcation de l'iliaque primitive « se pend plus haut. Ce repli je l'appellerai utéro-lom- « baire ».

Hasse (1), donne à ces replis le nom de « plis de l'uretère ».

Vallin n'admet nullement la présence de l'uretère dans ces parages, et de fait il a raison, car l'uretère croise obliquement ce repli pour aller au plus tôt gagner la base du ligament large.

Huguier (2), Vallin donnent à ces replis une grande importance physiologique ; cependant nul ligament utérin n'est plus inconstant que ceux-ci ; si parfois il existe une sorte de repli, outre qu'il est difficile de suivre leur insection postérieure n'existent pas en réalité ; comme le dit M. Delbet, dans certains cas le ligament utéro-lombaire s'arrête à mi-chemin, d'autres fois il se bifurque ou bien il fait totalement défaut.

Pour M. Farabeuf, le ligament utéro-lombaire n'existe en temps que saillie lorsque seulement les replis de Douglas ne sont eux-mêmes pas saillants.

Ligaments utéro-sacrés. — On voit dans le fond du petit bassin, deux brides saillantes s'étendant de l'utérus au sacrum ; elles affectent la forme d'un ovale à grand diamètre antéro-postérieur.

1. *Archives für Gynecologie*, V. p. 402.

2. Huguier. *Mémoire de l'Académie*, 1859.

La meilleure comparaison donnée de ces replis, est celle de margelle de puits ; mais cette margelle à une disposition particulière ; elle est oblique de haut en bas et de dedans en dehors, de telle sorte que si l'on prolongeait leur bord supérieur, il adviendrait qu'au niveau du fond de l'utérus ces brides se réuniraient en formant un cône.

Les replis de Douglas sont la couverture des ligaments utéro-sacrés sur lesquels ils se moulent. C'est la différenciation qui existe entre l'un et l'autre.

Nous avons emprunté à M. Delbet en la résumant la description des ligaments utéro-sacrés (1).

Les ligaments utéro-sacrés naissent de la partie située au niveau de la réunion du col et du corps de l'utérus, ainsi que l'a démontré Aran (2) dans son étude de statique utérine, puis ils descendent un peu plus bas, sur le dôme vaginal, et se portent latéralement en avant, de chaque côté de la vessie à laquelle ils adhèrent, et viennent se perdre derrière la symphyse pubienne.

En arrière les ligaments utéro-sacrés s'insèrent sur une longue ligne allant obliquement des parties latérales du sacrum, jusqu'en dedans des trous sacrés, et s'arrêtant à la hauteur du troisième de ceux-ci.

Sur un sujet normalement développé, on peut voir comment se comporte cette ligne d'insertion ; elle se fait par des sortes d'arcades correspondant toujours au corps de la vertèbre et laissant passer des veines anastomoti-

1. Delbet, *Suppurations pelviennes*.

2. Aran, *Archives générales de médecine*, 1858. T. I.

ques entre les sacrées et les rachidiennes. Au niveau de a soudure des vertèbres, se trouve le point d'attache le plus solide.

Les trousseaux fibreux les plus vigourenx s'implantent en deux endroits différents, soit sur l'espace compris entre la deuxième et la troisième sacrée, soit entre la troisième et la quatrième.

On peut diviser les fibres des ligaments utéro-sacrés en trois catégories :

Des fibres utérines.
Des fibres vaginales.
Des fibres rectales.

Les FIBRES UTÉRINES peuvent se diviser en deux classes ; les unes s'attachent réellement à l'utérus, les autres l'effleurent simplement et, vont se perdre plus loin.

Les premières arrivent sur l'utérus avec une direction oblique en avant et en dedans, en un point bien précisé par Aran, au niveau du col et du corps ; là un trousseau se replie derrière l'utérus, l'encadre d'un demi-anneau de telle façon que celui de droite, se réunit à celui de gauche. D'autres fibres également sous-jacentes passent également en arrière de l'utérus ; il y a donc là un relief assez accentué.

Le deuxième groupe de ces fibres utérines, est situé au dessous des premières et est ainsi décrit par M. Delbet.

« Des fibres qui viennent immédiatement au dessous,
« les unes passent encore derrière l'utérus, les autres
« passent sur les bords du col, y adhèrent et se conti-

« nuent au moins en partie jusqu'à la vessie, se confon-
« dant là avec les fibres d'un autre feuillet que je décri-
« rai plus loin ». (1)

Fibres recto-vaginales. — « Les fibres qui naissent de « la partie inférieure du sacrum, généralement moins « résistantes se portent vers le rectum en s'inclinant « du côté où il est lui même, et certaines d'entre elles « après avoir contourné le rectum gagne le dôme vagi- « nal qu'elles fixent ». (2)

Pour M. Farabeuf ces fibres servent à maintenir a direction du vagin ; selon nous elles semblent exercer entre elles et les fibres utérines un équilibre dans la traction ; en effet, les fibres supérieures sous tendent le col, elles ont donc tendance à remonter l'utérus en haut et en arrière ; et à supprimer le cul-de-sac vaginal ; les fibres du dôme vaginal sont là pour parer à cette déformation. Utérus et vagin sont donc également tirés.

Le groupe rectal proprement dit, naît sur un surtout ligamenteux qui borde les côtés du coccyx, et se jette sur la partie inférieure du rectum.

En résumé, il existe trois groupes de fibres sacrées, dont les plus vigoureuses vont se perdre jusque sur la vessie ; elles y forment là des ligaments vésico-utérins, contenant l'uretère dans leur épaisseur.

« En somme dans le sens antéro-postérieur, nous trou- « vons deux plans s'insérant en avant sur le pubis, en ar- « rière sur le sacrum, au milieu sur l'utérus et le vagin,

1. Delbet, *Supp. pelvienne*, p. 13.
2. Delbet, *loc. cit.* p. 13 14.

« de telle sorte que l'utérus et le vagin soutenus par ces « cordages pourraient être grossièrement comparés aux « réverbères qu'on suspendait par deux cordes entre « deux poteaux ».

Nous avons dit que l'uretère était contenu dans le ligament vésico-utérin ; il est en effet assez difficile de l'y disséquer. Arrivé sur la vessie, si l'on y prend attention, on voit que de la partie *inférieure et latérale de l'uretère* partent des trousseaux musculaires qui se fixent à la face *supérieure du vagin* et entremêlent leurs fibres ; cette fusion des fibres du muscle de l'uretère, et de celles du vagin, correspondent à la *deuxième saillie* que l'on trouve de la vulve au col de l'utérus.

L'uretère ainsi attaché au vagin, nous a paru un moyen de suspension efficace ; en effet il y a une colpocèle postérieure limitée en avant par l'uretère ; elle se produit après le traumatisme de l'accouchement, et son explication pourrait être celle-ci : la tête écarte fortement les utéro-sacrés, les fibres vésico-utérines sont tiraillées, et comme elles contiennent l'uretère, les insertions de celui-ci sur le vagin cèdent et la paroi vaginale s'affaisse entraînant avec elle la vessie.

Releveur de l'anus. — L'aponévrose qui couvre le muscle obturateur interne s'épaissit vers sa moitié inférieure en une sorte d'arcade fibreuse, qui donne insertion au releveur c'est *l'arcus tendineux* ; en avant de cette ligne d'insertion, il s'attache sur la face postérieure du pubis, de chaque côté de la symphyse ; en arrière sur la face interne de l'épine sciatique.

M. Farabeuf, comprenant dans le muscle releveur,

les fibres de l'ischio-coccygien, lui donne le nom de releveur coccy-périnéal.

Voici la description qu'en donne M. Varnier dans sa thèse (1).

« Les faisceaux du releveur doivent, au point de vue « de leurs insertions, être divisés en plusieurs groupes.

« .... Tout d'abord un certain nombre de fibres, dis- « tinctes à peine des autres au point de vue anatomique, « s'insèrent à l'épine sciatique. Elles forment ce que l'on « désignait jusqu'à présent sous le nom de muscle ischio- « coccygien. Nées de la face interne et des bords de « l'épine sciatique, ainsi que du sommet du grand liga- « ment sacro-sciatique, elles vont en divergeant s'atta- « cher à toute l'étendue des bords du coccyx et un peu « aussi à la face antérieure de cet os.

« Les autres faisceaux du releveur, suivis d'avant en « arrière, s'insèrent en grande partie sur une longue « arcade fibreuse qui s'étend de l'épine sciatique vers le « pubis, puis à la partie inférieure du corps du pubis et « à la partie correspondante de sa branche horizontale.

« Les faisceaux nés de la bandelette fibreuse de l'obtu- « rateur interne convergent en arrière vers la pointe et « les bords latéraux du coccyx.

« Quant aux fibres, de beaucoup les plus solides, qui « naissent du pubis, elles peuvent être divisées en trois « faisceaux.

« Les faisceaux pubo-coccygiens qui vont par leurs « tendons s'insérer devant la quatrième pièce du coccyx.

1. Varnier. Paris 1888.

« Les faisceaux pubo-précoccygiens, qui vont s'insérer « à un petit carré fibreux précoccygien qui les rend « indissociables.

« Les faisceaux pubo-rétro-anaux qui s'entrecroisent « sur la ligne médiane et sont dissociables.

« Enfin les fibres les plus superficielles par l'intérieur, « celles qui naissent tout à fait en avant, vont comme « s'entrecroiser entre la vulve et l'anus ».

Nous avons pu retrouver en disséquant le releveur un faisceau musculaire situé sous l'urèthre, à sa jonction avec la vessie ; ce petit faisceau musculaire est caché sous l'aponévrose du releveur ; les fibres vont se mêler à celui du côté opposé, de telle sorte qu'ils forment une sangle de suspension de l'urèthre dans cette portion.

Les faisceaux qui suivent viennent se perdre sur le vagin, dans sa partie antérieure à 2 ou 3 centimètres de la vulve.

Nous ne croyons pas qu'il y ait un simple point de contact, ni comme le voulait Cruveilhier, union de quelques fibres entre ces deux organes ; il y a *adhérence vraie*, de telle sorte, que le vagin se trouve en cet endroit, pris dans une sangle musculaire qui le suspend.

Il en résulte que dans la colporrhaphie : on ne se borne pas à rétrécir simplement le conduit vaginal, mais à rapprocher les faisceaux de cette sangle musculaire.

Nous n'avons, au cours de plusieurs dissections, jamais rencontré trace de faisceaux musculaires du releveur passant derrière le col de l'utérus, ; ceux que l'on peut apercevoir se dirigent directement vers le rectum.

Nous avons chemin faisant, signalé les analogies que

l'on pouvait rencontrer dans l'une ou l'autre espèce ; nous allons maintenant en tirer les conclusions générales suivantes, dictées par l'anatomie comparée:

1° La présence de ligament à la face antérieure du ligament large est subordonnée à la station de l'animal.

Chez la femme le ligament rond arrive à son plus haut degré de solidité, chez les quadrupèdes, il n'en existe que l'amorce. Sa présence d'ailleurs serait inutile parce qu'il tirerait vers la paroi abdominale, l'utérus dont la tendance normale est de s'en rapprocher.

2° On voit avec évidence en étudiant les animaux que α) le ligament large n'est qu'un large méso utérin; β) Que les ailerons sont seulement des méso-secondaires nés du ligament large et chargés de loger la trompe, le ligament rond, les ovaires, que des ligaments propres tiennent plus utilement.

3° C'est du sacrum que part le moyen de suspension des organes contenus dans le petit bassin. Il est représenté chez la femme par l'utéro-sacré, chez les animaux par les replis du péritoine né du méso-rectum.

4° Le releveur de l'anus est un muscle destiné à la la suspension du vagin et du rectum ; ceci est de toute évidence chez les animaux où les faisceaux musculaires sont bien isolés avant de se rendre sur ces organes.

5° Le muscle ischio-coccygien très développé chez les animaux et complètement isolé du releveur de l'anus, ne semble pas devoir être chez l'homme rattaché à ce dernier muscle.

6° Le ligament postérieur de l'ovaire existe chez la femme ; son atrophie est due à la station bipède ; chez les quadrupèdes il présente un haut degré de développement.

Il s'insère à son point de voisinage ; chez les animaux sur l'atmosphère périrénale, puisque l'ovaire touche au rein (chienne) ou s'en écarte peu (la jument) ; chez la femme sur la ceinture pelvienne puisque l'ovaire lui est accolé.

Vu par le président de la thèse

TILLAUX

Vu par le Doyen,

P. BROUARDEL

Vu et permis d'imprimer :
Le Vice-Recteur de l'Académie de Paris

GRÉARD

Jouve et Boyer, Imp. de la Faculté de médecine, 15, rue Racine, Paris.

www.ingramcontent.com/pod-product-compliance
Lightning Source LLC
LaVergne TN
LVHW050436160826
845677LV00002BA/730